AF383753

Dʳ J. BATSÈRE

DE LA FACULTÉ DE PARIS

DU

PHLEGMON LIGNEUX

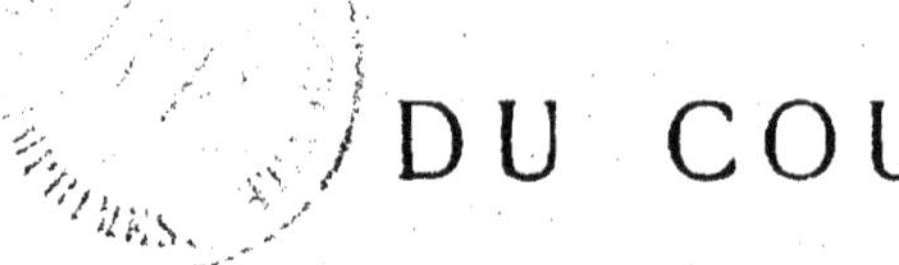

DU COU

PARIS

Henri JOUVE, Editeur

15, RUE RACINE

1895

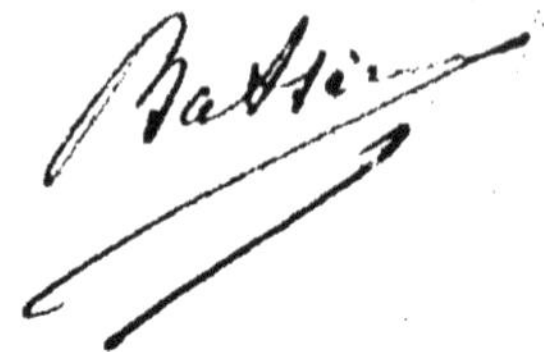

Dr J. BATSÈRE

DE LA FACULTÉ DE PARIS

DU

PHLEGMON LIGNEUX

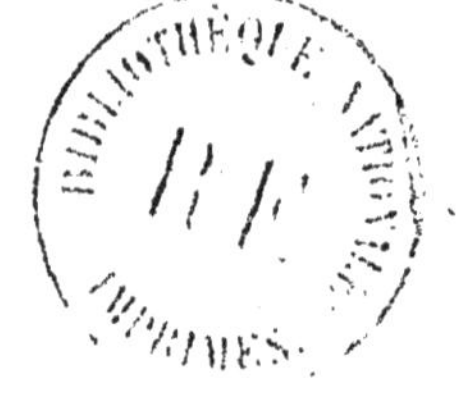

DU COU

PARIS

HENRI JOUVE, ÉDITEUR

15, RUE RACINE

1895

A LA MÉMOIRE DE MON PÈRE

A MA MÈRE

A MES PARENTS

A MES AMIS

A MES MAITRES

A MON PRÉSIDENT DE THÈSE

Monsieur le Professeur BERGER

Chirurgien à l'Hôpital de la Pitié
Membre de l'Académie de Médecine
Chevalier de la Légion d'Honneur.

DU PHLEGMON LIGNEUX
DU COU

AVANT-PROPOS

Nous nous proposons dans ce travail, d'étudier une variété rare de phlegmon chronique de la région cervicale antérieure. C'est dans le service de M. le professeur Reclus, à la Pitié, qu'il nous a été donné de voir, dès son entrée à l'hôpital, le malade dont l'observation sera exposée ici, avec tous les détails qu'elle comporte.

Ce cas nous a paru si intéressant que nous avons décidé, avec l'approbation de notre maître, d'en faire le sujet de notre thèse inaugurale.

Nous nous estimerions trop heureux, si nous réussissions à mettre en évidence, comme il convient, la grande dissemblance, au point de vue clinique, qui existe entre ce genre de phlegmon et les autres phlegmons et affections chroniques de cette région. Aussi, pour dégager toute responsabilité, nous empressons-nous de déclarer que les conseils éclairés ne nous ont point manqué, et, que s'il y a faute, elle nous incombe toute entière.

Nous nous efforcerons donc de démontrer qu'il s'agit bien d'une maladie spéciale, d'une entité méritant de prendre place dans l'histoire des maladies du cou.

Que M. le professeur Reclus veuille bien agréer avec l'hommage de notre travail, tous nos remerciements pour les observations qu'il nous a communiquées, et pour le soin qu'il a mis à nous diriger dans nos recherches.

Nous désirons vivement que tous nos maîtres, et en particulier MM. Demons, Ferré et Moussous fils de Bordeaux, trouvent ici l'expression de notre meilleur souvenir pour la bienveillance qu'ils nous ont toujours témoignée.

Nous remercions infiniment M. le Dr Lesage, chef du laboratoire de clinique médicale, d'avoir consenti à nous aider par ses recherches bactériologiques, et nous n'oublierons pas notre ami, M. Savariaud, interne du service de M. Reclus, qui nous a donné quelques renseignements précieux sur le malade de notre observation personnelle.

Que M. le professeur Berger veuille bien recevoir l'assurance de notre sincère reconnaissance pour l'honneur qu'il nous fait en acceptant la présidence de notre thèse.

Description.

Nous avons vainement cherché dans les traités classiques de pathologie, et dans les divers journaux de médecine et de chirurgie, des faits comparables à ceux que nous allons décrire. Nous n'avons trouvé d'observations antérieures à la nôtre que dans la médecine moderne (1893). Les observations citées ont été prises dans le service de M. le professeur Reclus qui en a fait le sujet d'une de ses cliniques de la Pitié.

M. le Dr Reclus attire l'attention sur ce qu'a d'insolite ce genre de phlegmon, qui n'a pas été décrit jusqu'à lui, et lui donne le nom de phlegmon ligneux, terme, qui, sans préjuger la nature de la maladie est d'une vérité clinique très rigoureuse. En effet, quand on examine un des malades dont il s'agit, on se trouve en présence d'une tuméfaction ayant une dureté comparable à celle du bois. C'est même ce signe qui fait le caractère essentiel de ce phlegmon. Il existe au devant du cou, un large plastron rigide et le doigt qui en parcourt la surface, éprouve la sensation d'une dureté uniforme, bien distincte de la souplesse environnante, qui témoigne ainsi des limites de la lésion. Pas de saillies, pas de bosselures. Il semble que les muscles et les aponé-

vroses sont englobés dans une même masse solide,
qui les a soudés entre eux. Nous ne saurions trop
insister sur le caractère si frappant de l'induration.
Il a une importance capitale, si l'on considère, qu'il
ne se retrouve avec cette netteté, que dans un nombre très restreint d'affections. Néanmoins, pour en
faire une juste interprétation, il faut tenir un grand
compte des autres particularités symptomatologiques
que présente notre phlegmon ligneux, au point de
vue de la marche, de la durée et de la terminaison.

En aucun point de la surface tuméfiée, du moins
au début, il n'est possible de sentir ni œdème, ni
fluctuation, même profonde ; la peau a sa coloration
normale et sa mobilité complète. Cependant l'induration s'accentue, elle s'étale de plus en plus, et les
tissus intéressés ne se laissent ni repousser, ni dépri-
mer. Si la tumeur enserre un muscle, le sterno-mastoïdien, par exemple, qui est le plus souvent pris, le
palper ne révèle plus le moindre relief musculaire. Il
en est de même si, comme dans le cas présent, la
plus grande induration se montre au niveau du
cylindre laryngo-trachéal ; il n'est pas alors possible
de distinguer les divers cartilages entre eux. Cet état
dure pendant plusieurs jours, pouvant se prolonger
jusqu'à un et deux mois.

Cette tumeur n'a pas, dans tous les cas, une
forme identique et toujours la même que l'on puisse
décrire. Elle varie suivant la disposition anatomique,
des ganglions, muscles et aponévroses intéressés.

Cependant nous devons dire que, lorsque la tumeur siège dans la région antéro-latérale, elle s'étend plutôt verticalement, c'est-à-dire dans le sens du muscle sterno-mastoïdien. Le cou est augmenté de volume et la tête est déviée vers le côté sain, mais si la tumeur occupe la région antérieure et plus particulièrement la portion pré-laryngée, la tête conserve sa rectitude, mais semble s'enfoncer dans les épaules à cause de l'élargissement de la base du cou.

Toutes ces modifications se produisent sans que le malade accuse de vives douleurs. Il éprouve plutôt une sensation de gêne. Cependant, si la tuméfaction siège au devant du larynx, il se plaint de souffrir très légèrement pendant les mouvements de déglutition et quelquefois d'une façon spontanée. Mais, quand on recherche cette douleur et que l'on veut la réveiller par la pression, en un point quelconque, il est impossible de la provoquer. Dans d'autres cas où la tumeur siège sur les parties latérales ou antéro-latérales du cou, sans connexion avec le larynx, la douleur due aux efforts de la déglutition ne se produit plus et l'on ne constate alors que de la gêne et de la raideur. A aucun moment de l'évolution de ces phlegmons, on ne trouve dans la région, la chaleur, à ce degré aigu qui en fait un des signes principaux de l'inflammation. Pas de frisson, pas de fièvre ; le thermomètre ne signale aucune élévation de température. Seul, le malade de l'obs. I, a présenté pendant les quatre ou cinq premiers jours, un peu de fièvre avec quelques frissons. Une légère céphalalgie complète le tableau général d'un début de processus inflammatoire, auquel ne s'ajoute comme signe local que la tuméfaction.

Au bout d'un mois à trois mois, des adhérences se forment avec la peau, et au niveau des points adhérents se montre bientôt une rougeur d'abord circonscrite, qui ne tarde pas à se diffuser en recouvrant toute la surface de la tumeur. Cette rougeur est d'une teinte vineuse, très-caractéristique, qui a été retrouvée dans quatre de nos observations.

Les adhérences suivent la marche progressive de la coloration ; elles se généralisent à toute la peau et l'immobilisent. En arrière de la tumeur et sur les côtés, les mêmes phénomènes se produisent, de sorte qu'elle adhère aux aponévroses, aux muscles et même au larynx, comme dans le cas de notre malade. Les mouvements d'élévation de cet organe ne sont plus libres ; à chaque effort de déglutition, la tumeur, la peau et même le sternum et les clavicules sont soulevés. C'est encore à ces adhérences que nous attribuerions, en l'absence de lésion endo-laryngée, les troubles de la voix, tels que : raucité et aphonie intermittente.

Le muscle crico-thyroïdien qui est à la fois un muscle extrinsèque du larynx et tenseur des cordes vocales est probablement gêné dans ses contractions

et ne donne pas aux cordes vocales la tension néces-
saire pour la production parfaite des sons.

Mais quel que soit le siège de la tumeur, qu'elle
soit située à la partie antérieure ou latérale du cou,
la résistance qu'elle oppose à la main qui cherche à
la déplacer est la même. Dans ces différents cas, ce
sont les adhérences superficielles et les profondes qui
sont les causes de l'obstacle au déplacement.

Sur divers points de la tuméfaction, se montrent
alors et successivement de petits abcès, qui ne s'ac-
compagnent d'aucune douleur particulière, ni d'aucune élévation de température, et ne se révèlent au
malade que par une légère chaleur, avec picottements,
aux points où ils vont se former. Ils sont surtout
reconnaissables à la sensation de fluctuation très-
localisée qui contraste avec l'induration environnante.
A leur niveau, la couleur de la peau reste la même.
L'incision ne donne issue qu'à une petite quantité
de pus très-séreux et les parois de la cavité ont un
aspect rougeâtre et grumelleux et une dureté semblable au reste de la tumeur. Ces petits abcès sont très-
superficiels, et ne communiquent par aucun trajet
avec la profondeur.

Rien ne dénote l'existence d'une collection purulente, plus éloignée, ayant communiqué avec l'abcès
superficiel, comme cela se remarque dans les abcès
dits en bouton de chemise de Velpeau. Les abcès se
succèdent avec les mêmes caractères, et, certains

orifices restés fistuleux continuent pendant longtemps à laisser suinter un pus très-liquide, formé surtout de sérosité.

Si l'on est appelé à examiner ces malades à ce moment de l'évolution du phlegmon ligneux, la première pensée qui se présente à l'esprit, est celle d'un sarcome du cou. M. le Dr Périer a porté ce diagnostic au sujet de notre malade, il en a été de même, de quelques chirurgiens candidats au bureau central, qui ont tous conclu à l'existence d'une tumeur maligne, avec dégénérescences purulentes partielles, dues à des infections secondaires, provenant des org...es du voisinage : bouche, larynx, œsophage. C'est qu'en effet, l'erreur est bien explicable, si l'on n'a pas déjà vu, comme M. Reclus, des cas analogues, et si l'on n'a pas eu occasion d'en observer la guérison, qui ne se produit malheureusement pas dans les tumeurs de nature cancéreuse, du moins en appliquant le même traitement.

La marche de ce genre de phlegmon est lente et torpide, entrecoupée de rémissions qui font croire à une guérison prochaine, jusqu'à ce qu'un nouvel abcès se forme, et prouve ainsi que le foyer inflammatoire n'est pas éteint, et que le processus morbide continue.

La durée est variable suivant les cas. Très-longue relativement aux autres affections inflammatoires du cou, elle peut se prolonger, pendant plusieurs mois,

ainsi que le montre un de nos malades dont la guérison n'est survenue qu'au bout d'une année.

Cette terminaison favorable constitue un des
caractères du phlegmon ligneux. Dans nos observations, il n'y a qu'un cas de mort due à un œdème de la
glotte, pour lequel il eût été possible de pratiquer la
trachéotomie. Ajoutons, pour être complet, que chez
les deux derniers malades que nous avons pu suivre
de près, la guérison s'est faite dans les mêmes conditions. L'ensemble de la tumeur a beaucoup diminué
et s'est assoupli; les abcès ne se sont plus reformés et
les adhérences ont disparu en partie, de même que
la coloration rouge de la peau. Mais tous ces signes
n'en persistent pas moins dans une certaine mesure.
On trouve encore de l'empâtement de la région, des
brides adhérentes gênent et limitent certains mouvements et une vague rougeur persiste. En somme,
l'agent infectieux est détruit, l'élément causal ne
s'est plus reproduit, mais il reste toujours les traces
de cette longue occupation. Le tissu fibreux qui s'est
formé à la suite de la prolifération des adhérences
nombreuses, n'a pas de tendance à disparaître, on
peut dire qu'il fait désormais partie de l'anatomie de
la région atteinte.

En résumé, la variété de phlegmon que nous
avons essayé de décrire, se présente avec des caractères qui lui sont spéciaux à savoir: induration ligneuse
à surface étalée, sans saillie ni bosselures, envahis-
sement progressif des tissus environnants, avec for-

mation d'adhérences, absence presque complète
de réaction inflammatoire, production de petits abcès
circonscrits, siègeant à la périphérie de la plaque
phlegmonneuse, avec coloration vineuse de la peau
et lenteur de la marche aboutissant à la guérison.
Cet ensemble de signes ne se trouve dans aucune
autre affection du cou, comme nous le montrerons
dans un autre chapitre. Nous sommes persuadés qu'ils
sont sous la dépendance d'une cause inflammatoire
particulière, dont nous discuterons la pathogénie
probable, et nous croyons que l'affection qui nous
occupe, constitue une variété de phlegmons du cou,
qui, quoique rare, n'en est pas moins intéressante à
cause des méprises auxquelles elle peut donner lieu.
Nous proposerons de conserver à ce phlegmon le
nom de phlegmon ligneux, comme l'a si justement
dénommé M. le Professeur Reclus.

OBSERVATION 1 (personnelle)

*Due en partie à la communication faite par
M. le D* Reclus dans la médecine moderne,
1893, p. 914.*

A. W..., 59 ans, bijoutier. Peut-être a-t-il eu la
syphilis? Deux de ses sœurs sont mortes tubercu-
leuses. Il n'y a pas de tare viscérale appréciable, et
le malade ne signale qu'un premier ganglion sur-
venu, il y a quatorze ans, dans la région sus-claviculaire gauche et un second, développé, il y a 4 ans,
dans la région sous-maxillaire, du même côté, le
long du sterno-mastoïdien. C'est au niveau de ce
ganglion, que le 10 mai 1893, une tuméfaction est
apparue, qui s'accompagnait d'une sensation générale de malaise, de maux de tête, et d'un peu de
chaleur locale. Ce gonflement d'abord le long du
muscle sterno-mastoïdien, où il présentait, suivant
le dire du malade, l'aspect d'une grosse corde, ten-
due, très dure, soulevant la peau, occupa bientôt la
région parotidienne et rétro-auriculaire, ainsi que
toute la dépression sous-maxillaire. Les mouvements
de rotation et de latéralité de la tête, encore libres
pendant quelques jours, ne tardent pas à devenir
limités en raison des adhérences qui se forment
reliant la tumeur à la peau d'une part, et d'autre
part, aux parties profondes: muscles et aponévroses.
Les mouvements de déglutition sont entièrement

libres, puisque la tumeur ne s'étend pas jusqu'au larynx. Il est à noter que le malade ne ressent presque pas de douleur, pas plus à la pression que spontanément ; Au bout d'un mois environ, voyant que la tuméfaction avait plutôt de la tendence à augmenter qu'à disparaître, le malade entre à l'hôpital où l'on constate l'état suivant. Au niveau de la région que nous avons indiquée, on trouve une grande plaque rouge surélevée au-dessus des tissus environnants. Elle est d'une coloration rouge violacée. Sa dureté est ligneuse et donne la sensation d'un cancer en cuirasse. La résistance et la coloration s'arrêtent presque brusquement en formant un bourrelet assez marqué, mais plus sensible au toucher qu'à la vue. Il limite une étendue plus large que les deux paumes de main ; en aucun point de ce foyer on ne constate ni mollesse œdémateuse, ni fluctuation. M. Reclus se demande s'il ne s'agit pas d'une tumeur maligne, d'une adénite ou d'une péri-adénite cancéreuse. La persistance de cet état pendant trois semaines environ, l'absence de réaction fébrile, la chronicité de cette phlogose viennent augmenter le doute.

Cependant, peu à peu, aux confins postérieurs de cette tuméfaction, à la lisière des cheveux et sur la nuque, la coloration se modifie, elle devient plus sombre, plus violente ; la consistance en est œdémateuse et sous la pression, le doigt y laisse son empreinte. Le 20 juin, la fluctuation est manifeste ; il est possible de marquer les limites d'une collection purulente, qui est incisée vers le crâne, et où l'on prélève pour l'étude bactériologique une certaine quantité de liquide. Un second foyer semble se dessiner trois jours après, en amont du premier et une

nouvelle incision est pratiquée, mais le centre de la
tuméfaction est aussi dur, car ce n'est que vers la fin
de juillet que la consistance a diminué. Une nouvelle
ponction a été faite au bistouri et drainée, et c'est à
partir de ce moment que les bords de ce phlegmon
chronique se sont affaissés, les téguments assouplis
et la rougeur atténuée. Le diagnostic porté par
M. Reclus se confirme ; mais il faut cette disparition
graduelle du mal, pour dissiper les craintes, car cette
coloration, cette résistance, l'aspect de la tuméfaction
faisaient, à chaque examen, redouter une dégénérescence cancéreuse.

On constate encore néanmoins des poussées inflammatoires nouvelles, sans fièvre et sans douleur,
avec seulement une légère sensation de chaleur au
niveau des points qui vont s'abcéder. Et pendant un
an, environ tous les mois, de petits abcès circonscrits
se forment au-dessus de la masse indurée, indépen-
dants les uns des autres. Par des incisions au thermo-cautère on donne issue chaque fois à une très
petite quantité de pus liquide et mélangé de sang.
Mais l'induration continue, quoique diminué·, et la
peau garde sa coloration rouge, violacée.

Une dernière incision faite au mois de mars 94,
avec le thermo-cautère pénètre profondément. Elle
part du point d'insertion du sterno-mastoïdien à l'apo-
physe mastoïde, et descend parallèlement à ce muscle dans une étendue de 8 centimètres. Un curage
laborieux donne lieu à l'écoulement d'une certaine
quantité de sang, n'entraînant que très peu de pus.
Les tissus sont durs, résistants à la curette et présentant un aspect lardacé. Dans les pansements qui sont
faits après cette intervention, on constate pendant

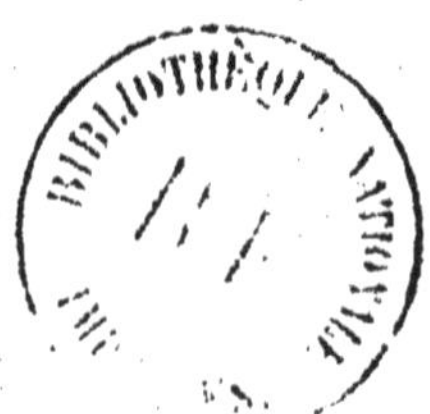

longtemps la présence d'une très petite quantité de liquide purulent. 2 mois après, la cicatrisation de cette dernière ouverture étant complète, le malade sort de l'hôpital.

Nous le revoyons au bout de 10 mois, le cou est plus gros du côté malade, que du côté sain. On voit les cicatrices, des nombreuses incisions, surtout de la dernière, la plus profonde et la plus étendue. La peau, fibreuse à ce niveau, est d'une couleur blanc nacré, qui contraste avec la coloration diffuse, encore un peu rouge. Une légère pression faite avec le doigt sur ces derniers points, pour chasser le sang contenu dans les capillaires, montre, par le rapide retour sanguin, succédant à la pâleur momentanée, qu'il existe une plus grande vascularisation qu'à l'état normal.

A la palpation, la peau est adhérente dans toute la région primitivement atteinte. La sensation d'empâtement profond existe encore. De plus, les divers mouvements du cou n'ont pas toute leur étendue, ce qui résulte des nombreuses adhérences qui unissent les muscles, les aponévroses et le tissu cellulaire. Au niveau du rebord du maxillaire, près de l'angle, on sent un gros ganglion, très dur, indolore, qui ne se laisse pas déplacer et dont la surface est uniforme, sans bosselures. Le malade n'a pas souffert depuis sa sortie de l'hôpital. Aucun nouvel abcès ne s'est formé, et ce qui reste d'induration le gêne très peu. Sa santé générale est excellente, il est complètement guéri.

L'examen bactériologique du pus a été fait par M. Tixeron, élève du service. Il a préparé six lamelles, deux sont réservées pour les recherches par coloration simple, les quatre autres sont destinées à la double coloration. L'examen par la coloration simple avec la solution aqueuse du bleu de méthylène à froid montre quelques diplocoques disséminés dans le champ microscopique et deux ou trois chaînettes du même diplocoque ; en somme, à cette première épreuve, on constate que le pus est peu chargé en micro-organismes. La double coloration ne décèle aucun bacille tuberculeux, mais la préparation est remplie de diplocoques disséminés ou en chaînettes ou agglomérés. Quelques-uns sont inclus dans les leucocytes. Le pus renferme donc un micro-organisme difficilement colorable, propriété qu'il doit sans doute à une membrane d'enveloppe qui se dissout par la chaleur, et qui permet ainsi au bacille de devenir colorable. Ainsi, lorsqu'on prend deux lamelles chargées de pus et qu'on les frotte, l'une contre l'autre, si on traite l'une par le bleu de méthylène concentré à froid, et l'autre par du bleu de méthylène très étendu, à chaud, on ne trouve que de rares diplocoques dans la première, tandis que la seconde en renferme un très grand nombre. Des ensemencements ont été faits sur gélatine, sur de l'agar-agar, et dans du bouillon. Les cultures ont été lentes à se développer. Cependant au 3e jour, le bouillon était légèrement trouble. Il s'était aussi développé quelques colonies sur la gélatine et dans l'agar-agar. Elles n'avaient nullement l'aspect de streptocoques, des staphylocoques et des diplocoques des suppurations ordinaires.

OBSERVATION II (personnelle)

Le 30 octobre 1894, un employé d'octroi, H..., est venu consulter le D' Reclus pour un gonflement du cou qui l'empêche de boutonner sa tunique et gêne les mouvements et la déglutition.

Le cou est volumineux à sa partie antérieure. Il semble diminué de hauteur et enfoncé entre les épaules. La tête est, d'ailleurs, dans la rectitude parfaite et se remue sans douleur. La tuméfaction est nettement limitée à la région sous-hyoïdienne, ou pour mieux dire, pré-laryngée. On ne constate aucun changement de coloration de la peau, sauf en un point, au centre de la tumeur où elle paraît légèrement rosée.

La palpation permet de préciser les limites de la tuméfaction. En haut, elle s'arrête au-dessous du bord supérieur du cartilage thyroïde. En bas, elle comble la dépression sus-sternale, surplombe la clavicule du côté droit et semble plonger dans le thorax. Latéralement, elle a pour limites à gauche, le muscle sterno-mastoïdien dont on peut sentir les faisceaux postérieurs. A droite, elle englobe la saillie de ce muscle et s'étend jusqu'au bord antérieur de la clavicule. Elle empiète donc un peu plus à droite qu'à gauche. On constate que cette tuméfaction est absolument uniforme et sans bosselures. Sa consistance est la même dans tous les points de sa surface ; elle est d'une dureté ligneuse. La peau glisse facilement sur la tumeur dans toute son étendue, sauf à la partie centrale, au niveau du point rosé où l'on constate un léger degré d'adhérence.

Si on essaie de la déplacer, on la trouve à peu près immobile ; on ne peut la faire glisser ni dans le sens vertical, ni dans le sens horizontal. Elle semble adhérer au sternum et aux clavicules. En revanche le cylindre laryngo-trachéal se meut parfaitement en arrière dans les efforts de la déglution. Dans le creux sus-claviculaire gauche, on sent deux ou trois petits ganglions durs, indolents et roulant sous le doigt.

En aucun point de la tumeur, on ne sent de fluctuation superficielle ou profonde. Pas de douleur à la pression, pas de chaleur à ce niveau, pas de fièvre. M. le Dr Reclus, au grand étonnement de tous ceux qui étaient présents, porte le diagnostic de phlegmon ligneux tout en reconnaissant la grande ressemblance qui existe entre cette affection et une tumeur maligne, et décide le malade à entrer à l'hôpital.

31 octobre. C'est alors que nous avons pu interroger le malade sur le début de son affection et prendre sa température qui ne dépasse pas 37°. C'est un homme de 35 ans, assez vigoureux, et n'ayant jamais fait de maladie sérieuse. Son teint est pâle ; mais il n'a jamais, paraît-il, été plus coloré, même avant sa maladie. Il a, cependant, un peu maigri depuis quelques mois. Comme antécédents héréditaires, nous ne trouvons rien à noter au point de vue tuberculeux ou cancéreux. Comme antécédents personnels, nous n'avons relevé qu'une fièvre intermittente à l'âge de 15 ans, dans son pays natal, la Bretagne. Cette maladie a été de courte durée. A 21 ans, il a fait son service militaire. N'a pas eu la

syphilis, et déclare une blennorhagie à l'âge de 31 ans, suivie d'une orchite bénigne. Il n'en est resté qu'une induration de l'épididyme et des traces d'hydrocèle bilatérale. Sa profession d'employé d'octroi l'oblige à monter des gardes de jour et de nuit pendant 24 heures, tous les deux jours. Malgré les refroidissements fréquents auxquels il est exposé, il n'a jamais eu de bronchites et ne se rappelle avoir eu aucune angine, ni laryngite, antérieures à sa maladie.

Le début de l'affection pour laquelle il est entré à l'hôpital, remonte à quatre mois. Le 29 juin 1894, il a commencé à ressentir un léger mal de gorge, qui tout d'abord ne le gênait pas pour manger et ne s'est accompagné de fièvre ni frisson. Cette douleur, au lieu de disparaître, est devenue continue en présentant des intermittences dans la facilité des mouvements de déglutition. C'est ainsi que, certains jours, au moment où le bol alimentaire solide arrivait dans l'arrière-gorge, le malade ressentait une vive douleur qui l'obligeait à rejeter aussitôt tout son contenu buccal. Sa voix se voilait aussi parfois, pendant une demi-journée, puis redevenait claire durant plusieurs jours. Six semaines après le début du mal de gorge, son cou s'est mis à grossir et à durcir. Ce gonflement s'est fait d'une manière lente et progressive pendant un mois et demi, sans fièvre, sans douleur et ce n'est que depuis 15 jours, c'est-à-dire le 17 octobre, que le malade a dû cesser ses fonctions.

Avant de venir consulter M. Reclus, à la Pitié, il est allé à Lariboisière. M. Gouguenheim a pensé d'abord à une carie vertébrale, puis à une tuberculose du larynx et l'a adressé à M. le Dr Perrier, qui porte le diagnostic de sarcome englobant du larynx.

1er novembre. Un pansement humide appliqué autour du cou lui procure un certain soulagement. Il se sent moins gêné dans ses mouvements. Néanmoins, la peau devient rouge au centre de la tumeur, et le malade accuse à ce niveau une sensation de chaleur accompagnée d'une certaine douleur. La région s'œdématie, et il se forme un bourrelet transversal. La rougeur s'étend à toute la portion prélaryngée et devient violacée au niveau du bourrelet. Là on sent une fluctuation très superficielle, très limitée ; c'est un petit abcès qui soulève la peau au centre de la tumeur, un peu à droite de la ligne médiane.

5 novembre. Après une injection de 3 centigrammes de cocaïne, une incision transversale de 4 centimètres donne issue à une cuillerée à café de pus qui est aspiré dans 2 pipettes et envoyé à M. le Dr Lesage. Le lendemain, on enlève le pansement. La poche de l'abcès est grosse comme une noisette ; elle est sans anfractuosités. Les parois sont rouges finement grenues et ne suppurent pas. L'œdème a disparu et la tumeur offre la même dureté ligneuse dans toutes ses parties. M. Reclus fait remarquer que même après l'ouverture de l'abcès on pourrait croire à une tumeur maligne, car les parois de la petite cavité en ont tout à fait l'aspect. Le malade, qui a eu une recrudescence de son mal de gorge, après l'opération, sans fièvre cependant, avale plus facilement dans les jours qui suivent et recommence à manger du pain et de la viande.

13 novembre. L'œdème et la rougeur réappa-

raissent, et un 2me abcès est ouvert à gauche du premier. Il s'en écoule juste assez de pus, pour remplir le fond d'une pipette confiée à M. Lesage. L'aspect du fond de la cavité est le même que dans le premier abcès. Les phénomènes inflammatoires cessent et de nouveau on se trouve en présence de l'induration ligneuse.

23 Novembre. — 3° Abcès à droite et au-dessous de la première incision, au niveau de l'extrémité interne de la clavicule droite. Cet abcès est minuscule ; on n'en retire qu'une goutte de pus qui est recueillie dans une pipette. La tuméfaction a conservé ses limites en haut et latéralement, mais elle a envahi la partie supérieure du thorax, jusqu'au niveau du premier espace intercostal, au devant du sternum. Les jours suivants, la tuméfaction s'étend vers la partie supérieure et franchit pour la première fois, le rebord du cartilage thyroïde. On ne le sent presque plus et l'on constate qu'il glisse moins facilement sous la peau. Des adhérences commencent donc à se former entre le larynx et la tuméfaction. Les jours suivants, la Pomme d'Adam devient de nouveau perceptible au toucher et un 4° abcès se forme au niveau de la clavicule droite.

31 Novembre. — Incision de cet abcès qui donne lieu à l'écoulement d'une très-petite quantité de pus mélangé de sang. Pendant l'opération, on voit que la tuméfaction suit les mouvements du larynx, dans la déglutition. De plus, lorsque le malade avale, la tumeur étant bridée par ses adhérences au sternum et aux clavicules, gêne l'ascension du larynx, qui ne se fait que par suite d'un soulèvement en masse de

la peau du cou, de celle du thorax et du thorax lui-même.

Néanmoins, le malade n'est pas gêné pour respirer ; mais il présente toujours de la raucité de la voix. Il se plaint seulement d'avaler avec peine la salive.

5 Décembre. — La rougeur descend plus bas au devant du sternum, on sent en ce point, un petit abcès situé au niveau de la première pièce de cet os. Rien de particulier à noter jusqu'à la sortie du malade le 9 Janvier. Les points incisés sont restés fistuleux. De temps en temps, quelques gouttes de pus s'échappent par les orifices. La tumeur est encore adhérente et immobile dans tous les sens. Les mouvements d'extension de la tête ne s'effectuent pas en totalité à cause des adhérences au sternum et au larynx. La peau a conservé sa coloration rouge lie de vin, surtout accentuée au niveau des orifices fistuleux. La dureté ligneuse est la même.

26 Janvier. — Depuis sa sortie 2 nouveaux abcès se sont ouverts. Le dernier plus gros que les précédents s'est vidé par un des anciens orifices. L'aspect de la tuméfaction est sensiblement la même qu'à la sortie. Peut-être cependant l'adhérence au larynx est-elle moins intime. Les anciens trajets fistuleux sont toujours violacés et livrent passage à un suintement purulent. On remarque un petit ganglion dur et indolent au devant de l'os hyoïde et un autre à l'angle du maxillaire inférieur gauche. L'enrouement ne s'est pas modifié ; impossibilité de crier. Le malade se plaint encore de souffrir surtout la nuit quand il veut avaler sa salive. Il a maigri et ne pèse que 65 kilos au lieu de 71 kilos qu'il pesait avant d'être malade.

30 janvier. — L'examen laryngoscopique fait par M. le Dr Luc n'a révélé qu'une légère hyperémie de la corde vocale droite. La rougeur est normale dans tout le reste de la muqueuse. On n'y découvre pas la moindre trace d'ulcération ou de lésion quelconque endo-laryngée. Les deux cordes vocales fonctionnent également bien ; il n'y a pas de déformation du cylindre laryngo-trachéal, ni de signes de compression.

8 février. — Nous basant sur les résultats bactériologiques obtenus par M. le Dr Lesage nous avons fait une injection de 20 gr. de sérum antidiphtérique sous la peau du flanc gauche. Elle n'a donné lieu à aucune élévation de température dans la journée. Le lendemain, à la visite du matin. le malade déclare qu'il n'a pas ressenti pendant la nuit, ces douleurs dont il se plaignait depuis si longtemps. La déglutition des aliments semble se faire plus facilement. Du côté de la peau, on constate au niveau de toutes les cicatrices une réaction inflammatoire avec coloration rouge plus intense que les jours précédents. Le lendemain et le surlendemain, injection de 10 gr. de sérum. L'examen des urines est resté négatif. Le malade assure que ses mouvements de rotation de la tête et de déglutition sont moins gênés. Le cou est moins empâté ; les muscles se dégagent ; on peut sentir les faisceaux antérieurs du muscle sterno mastoïdien droit. Le larynx, qui est encore englobé dans une masse dure est cependant mobilisable de chaque côté. De plus, dans ses mouvements d'élévation, il n'est plus aussi solidement bridé par les adhérences ; il a un jeu plus libre. M. Reclus déclare à plusieurs reprises, que la masse indurée a nette-

ment diminué de volume et nous conseille de recommencer nos injections.

15 février. — Un peu de sérosité claire sort d'un des orifices fistuleux ; les autres sont fermés et cicatrisés. Le malade va de mieux en mieux. Son appétit est meilleur ; il a augmenté de poids ; 800 gr. environ. Une nouvelle injection de sérum (20 gr.) est très bien supportée. Pas de changement de température, pas d'albuminurie. Les jours suivants, la coloration de la peau devient d'un rouge moins violent. La souplesse des tissus s'affirme de plus en plus ; on sent les saillies des cartilages du larynx. Le malade déclare qu'il se trouve si amélioré, que dès que la rougeur aura disparu et que tous les abcès seront fermés il quittera l'hôpital.

4 mars. — L'amélioration persiste dans les points où elle s'est montrée, mais il se fait une nouvelle poussée d'induration, au niveau des attaches claviculaires du sterno-mastoïdien droit. Le malade n'a rien senti de particulier en ces points là ; c'est l'examen seul qui a révélé cet accroissement partiel de la tuméfaction. M. Reclus décide d'intervenir avec le thermo-cautère. Les jours suivants, cette induration disparaît d'une façon très notable, sans qu'on ait eu recours aux cautérisations, et l'état du malade redevient le même qu'avant cette nouvelle poussée.

Quelques jours après, le malade sort de l'hôpital, dans un état très-satifaisant.

OBSERVATION III (Reclus).

Il s'agit d'un homme d'une quarantaine d'années, entré à l'hôpital Broussais pour un gonflement du cou. Toute la région antérieure de l'os hyoïde du sternum et du muscle mastoïdien droit au muscle mastoïdien gauche était comme blindée par une peau épaissie, d'un rouge vineux, qui formait une sorte de tumeur aplatie, mais limitée par des bords surélevés. Elle était d'une dureté ligneuse et telle, que je me demandai, pendant plusieurs jours, s'il ne s'agissait pas d'un large squirrhe des téguments. La gêne était considérable, les mouvements de flexion, d'extension et de latéralité presque impossibles. Il n'y avait que peu de douleur spontanée et provoquée ; à peine une souffrance sourde sous une pression un peu vive, ni frisson ni fièvre, et pour expliquer l'apparition du mal, rien qu'une misère physiologique assez prononcée. La rougeur datait déjà de trois semaines ; au bout de 15 jours seulement les téguments devinrent œdémateux ; plusieurs foyers de suppuration apparurent qui furent ouverts et notre homme finit par guérir lentement.

OBSERVATION IV (Reclus).

C'est un homme de cinquante ans, maigre, chétif, miné par l'alcoolisme et la misère qui entre à l'hôpital pour une tuméfaction située dans la région cervicale. Il raconte que la plaque d'un rouge vineux qu'il porte au devant du cou avait débuté dans la région sous-maxillaire trois semaines auparavant et s'était accrue peu à peu en causant plus de gêne que de douleur. Au moment de notre examen elle a en-

vahi la moitié gauche du cou et forme une saillie à
bords surélevés ; la dureté en est excessive, et, pour
ce cas, l'idée d'une tumeur maligne nous vint encore,
d'autant plus que les tissus profonds semblaient envahis et que la respiration commençait à être difficile. La palpation la plus minutieuse ne me permit
de reconnaître aucun point œdémateux, aucune partie fluctuante, la dureté ligneuse semblable à celle du
squirrhe était partout la même. Le soir, vers 5 heures,
le jour même de son entrée, des phénomènes asphyxi-
ques survinrent et à huit heures, le malade était
emporté subitement par un œdème de la glotte. L'au-
topsie ne put en être pratiquée, par suite du refus
formel de la famille.

OBSERVATION V (Reclus)

Elle a trait à un octogénaire chez lequel je fus
appelé pour un gonflement indolore de la région sus-
claviculaire envahie par une tuméfaction dure, par
un épaississement considérable de la peau, d'un
rouge vineux, d'une résistance de bois et limité en
arrière par le trapèze, en avant, par la ligne médiane,
en haut par la région sous-maxillaire ; le gonflement se termine par des bord saillants, sorte de
bourrelets presque du volume du doigt, au-delà des-
quels les téguments reprennent leur souplesse et
leur coloration normales. Le mal s'est développé lentement, sans souffrances et occasionne plus de gêne
que de douleur. La fièvre semble avoir fait défaut.

Vers la cinquième semaine, un point œdémateux, puis fluctuant, se développe sur la partie inférieure ; j'y pratique au thermo-cautère une tranchée profonde de quatre à cinq centimètres. L'effet en est excellent Les tissus se dégagent et la guérison survient après une longe période d'élimination et de réparation. Dans ce cas, pas plus que dans les précédents, l'examen bactériologique n'a été fait.

Diagnostic et Pathogénie

En présence des signes que nous venons de décrire, à quelle affection peut-on songer, et quel diagnostic doit-on discuter ? Nous allons passer en revue les principales maladies, dont la pensée s'impose au clinicien et nous nous occuperons d'abord de celles dont la ressemblance est le plus grande avec notre phlegmon ligneux, c'est-à-dire des tumeurs malignes de la région cervicale.

Parmi ces tumeurs se place en première ligne le cancer primitif des ganglions, qui, quoique rare, n'en a pas moins été observé plusieurs fois. La marche, assurément, en est insidieuse au début et la tumeur présente une dureté excessive. Les tissus environnants sont envahis par le cancer, deviennent adhérents et rendent ainsi la tumeur immobilisable. La surface est sans bosselures, sans lobes isolés et la peau perd ses caractères normaux, et change de coloration. Mais cette coloration de la peau n'atteint amais le degré que nous trouvons dans le phle mon ligneux, et, si l'on a pu examiner le malade dès les premiers jours de l'affection, on s'est rendu compte que la tumeur a été tout d'abord nettement ganglionnaire. De plus, à une certaine période de l'évolution de ce carcinome, l'induration n'est pas absolument la même sur toute la surface. Certains points semblent moins résistants.

Des douleurs vives, à forme névralgique, ne tardent pas à se montrer, par suite de la propagation aux nombreux nerfs de la région. On a vu quelquefois se produire des lésions du sympathique qui déterminaient une dilatation de la pupille du côté malade. M. Duplay, dans une de ses cliniques de l'hôpital St-Louis, insiste par dessus tout, sur la production de ces douleur, qui suivent au loin le trajet des nerfs. Pour lui, ce symptôme a une importance extrême au point de vue de l'existense d'une tumeur cancéreuse, car il indique que les tubes nerveux sont envahis par la dégénérescence. La peau s'ulcère, et dans les points qui sont ouverts, la tumeur a un aspect ulcéreux bourgeonnant et laisse suinter un liquide sanieux et fétide. Ajoutons à ces signes, l'émaciation et la perte des forces qui se montrent rapidement et conduisent à la cachexie

Nous ne nous dissimulons pas, qu'au début, le diagnostic différentiel avec le carcinome primitif est très difficile, pour ne pas dire impossible ; mais si l'on sait attendre, on ne tarde pas à recueillir les bénéfices de sa prudence et la marche de la maladie vient lever tous les doutes. Du reste, le traitement du phlegmon ligneux que nous recommandons timidement à la fin de notre travail, n'apporterait, croyons-nous, aucune aggravation à l'état du malade, si une erreur avait été commise. Il n'y aurait donc pas lieu de craindre l'influence nocive d'une médication employée mal à propos.

L'adénite et la périadénite cancéreuses se présentent presque avec le même aspect que le carcinome primitif ; mais elles succèdent à d'autres manifestations cancéreuses d'organes plus ou moins éloignés, tels que la bouche, le larynx, le pharynx et l'œsophage. L'étude complète des signes fonctionnels propres à ces diverses localisations et l'examen direct permettront d'affirmer la nature de la tumeur. Mais l'affection cancéreuse préexistante peut être très difficile à constater, c'est alors qu'il faudra redoubler de précautions, interroger avec soin, la séméiologie de tous les organes et on pourra être parfois assez heureux pour découvrir la cause du mal, comme le firent MM. Verneuil et Duplay dans deux cas différentsde cancer de l'œsophage.

Le lymphadénome, connu aussi sous le nom d'hypertrophie simple des ganglions, ne sera pas confondu avec le phlegmon ligneux en raison de l'absence de coloration de la peau, et de la formation plus restreinte d'adhérences péri-ganglionnaires. En outre le lymphadénome a une marche excessivement lente, n'aboutissant jamais à la production d'abcès superficiels, mais ayant plutôt une tendance à la généralisation dans tout le système ganglionnaire.

Les gommes du muscle sterno-mastoïdien évoluent en quelques semaines. Après une induration indolore, sans adhérences ni coloration anormale de la peau, elles se ramollissent, s'ulcèrent et prennent alors l'aspect tout à fait particulier des lésions syphilitiques : bords décollés, taillés à pic.

L'adénite syphilitique est le plus souvent localisée à la région cervicale supérieure ; elle se montre sous la forme de ganglions petits, durs et roulant sous le doigts. En outre, le malade présente, ou a présenté, des signes manifestes de l'infection syphilitique.

L'adénite tuberculeuse est plus fréquente dans l'enfance ou dans l'adolescence. La localisation ganglionnaire est facile à faire. On sent à la palpation des masses bosselées présentant un certain empâtement : à côté de ganglions nettement fluctuants, on en trouve d'autres, plus petits, durs, présentant un degré moins avancé de l'évolution tuberculeuse. Le phlegmon ligneux ne présente rien de semblable.

Pourrait-on songer à la tuberculose laryngée ou à de la périchondrite tuberculeuse ayant amené la formation d'abcès. Dans le premier cas, l'examen laryngoscopique donnera les renseignements les plus précis. Dans le deuxième cas, les abcès resteraient fistuleux et ces trajets maintiendraient la communication avec le point d'origine osseuse ou cartilagineuse : véritables abcès par congestion, comme les a décrits M. Lannelongue.

Le kyste purulent de la bourse séreuse thyrohyoïdienne de Boyer et l'hygroma de cette même bourse, siègent, le premier dans le tissu conjonctif qui sépare la base de l'épiglotte de la membrane thyro-hyoïdienne, le second dans la bourse séreuse, et font saillie d'emblée sur la ligne médiane, et au-dessus du rebord supérieur du cartilage thyroïde : caractère distinctif amplement suffisant.

L'angine dite de Ludwig présente une tuméfaction étalée et une induration comparable à celle du bois. Mais son siège est la région sus-hyoïdienne et plus particulièrement l'espace compris entre l'angle du maxillaire inférieur et l'os hyoïde. Elle débute généralement par une phase aigue, avec céphalalgie, respiration anxieuse, déglutition très pénible. Le pouls marque de 90 à 110 pulsations et la température s'élève à 38°, 38°5. Bientôt survient une gangrène envahissante progressive des tissus indurés, en même temps qu'une aggravation des symptômes généraux qui conduisent à l'état typhoïde adynamique complet.

L'actynomycose a pour siège de prédilection la région cervicale et plus spécialement la région du maxillaire inférieur. Elle évolue assez rapidement sans déterminer de notables douleurs. Mais dans le pus qui s'écoule après incision des abcès superficiels, le simple examen macroscopique dénote la présence de petits grains jaunes qui sont pathognomoniques de la nature de la lésion. De plus, les recherches bactériologiques permettent de retrouver facilement le champignon qui est la cause de la maladie.

Nous éliminerons d'emblée les affections du

corps thyroïde : thyroïdite aiguë et chronique, sarcome et cancer. Dès le premier jour de leur apparition, ces tumeurs suivent l'ascension du larynx, dans les mouvements de déglutition, caractère que nous ne retrouvons pas avec cette précocité dans le phlegmon ligneux pré-laryngé. D'autre part, on sait les troubles rapides exercés par ces affections du corps thyroïde sur la circulation et l'innervation, et dans ces cas les phénomènes de compression du larynx, ne sont pas exceptionnels.

La différence n'est pas à faire avec les phlegmons et adéno-phlegmons ordinaires du cou. Il en est de même du phlegmon large de Dupuytren. Tous ces phlegmons ont des signes généraux et locaux qui ne permettent pas d'établir un parallèle avec le phlegmon ligneux.

Nous pensons donc, en raison du siège de ces phlegmons ligneux au cou, et de l'absence de porte d'entrée apparente de l'agent infectieux, pouvoir nous baser sur les résultats bactériologiques, fournis par M. Lesage, pour émettre une hypothèse que nous donnons cependant sous réserve de contrôle et de nouvelles recherches. Nous admettons que le larynx et le pharynx, qui sont à l'état continuel de microbisme latent ont pu, à un certain moment et à l'occasion d'une cause inconnue dans la plupart des cas, probablement angineuse dans notre seconde observation, se laisser pénétrer et traverser par des micro-organismes, qui transportés par les lymphatiques, ont colonisé dans les ganglions et surtout dans le tissu cellulaire environnant. Mais ces microbes auraient à notre avis une virulence atténuée, ce qui expliquerait la marche essentiellement lente de cette inflammation. Nous ne voulons pas donner à un fait particulier, une portée générale et cependant nous devons dire, comme nous l'exposerons plus loin, que, dans le pus fourni par le dernier malade, les diverses expérimentations ont démontré la présence d'un microbe ayant une vitalité très amoindrie, incapable de reproduire une inflammation franche aiguë.

D'autre part, nous sommes persuadés que l'aspect particulier de cette variété de phlegmon, et surtout un de ses caractères principaux, nous voulons parler de l'induration relevent, en partie, de la disposition anatomique de la région. Pour mieux faire comprendre les conclusions que nous en tirerons, nous en ferons un court exposé et nous nous bornerons à l'étude des diverses aponévroses du cou, dans leurs rapports avec les muscles et les ganglions.

Le cou est enveloppé circulairement par une lame aponévrotique sous-cutanée. Sur les parties latérales, un feuillet se détache de cette lame et va se fixer aux apophyses transverses de façon à diviser le cou en deux loges : antérieure et postérieure. Nous ne nous occuperons que de la loge antérieure. Elle offre à étudier trois feuillets aponévrotiques : l'un superficiel dont nous venons de parler, le 2me moyen ou sterno-claviculaire, le 3me profond ou prévertébral.

Le feuillet superficiel part de l'angle de la mâchoire, où il se confond avec la lame aponévrotique qui sépare la région parotidienne de la région sus-hyoïdienne. Placé au-dessous du peaucier, il recouvre la glande sous-maxillaire, passe au-devant de l'os hyoïde, sans y adhérer, et gagne la région sous-hyoïdienne, pour se terminer sur la face antérieure du sternum. Sur la ligne médiane, il se confond avec le feuillet moyen dans l'espace qui sépare les muscles sous-hyoïdiens droits et gauches. De la ligne médiane, il se porte en dehors, recouvre les muscles sous-hyoïdiens dont il est séparé par une couche de tissu cellulaire lamelleux et gagne le bord antérieur du sterno-cléido-mastoïdien, où il se dédouble en deux lames, qui, après avoir entouré ce muscle, se rejoignent sur le bord postérieur pour reconstituer un feuillet unique.

Le feuillet moyen, parti de la ligne médiane, recouvre les muscles sterno-hyoïdiens et sterno-thyroïdiens auxquels il fournit une gaine complète, enveloppe l'omoplato-hyoïdien et se continue avec l'aponévrose du trapèze. Dans une coupe verticale, on voit que le feuillet moyen part de l'os hyoïde et du cartilage thyroïde où il s'insère, engaine les muscles sous-hyoïdiens et descend avec eux jusqu'à leurs insertions sternales. Il se compose de deux lames ; l'une, antérieure, s'attache à la fourchette sternale ; l'autre, postérieure, se continue avec la péricarde. Il existe donc, entre l'aponévrose superficielle et le feuillet moyen antérieur, un espace triangulaire dont la base est supérieure et représentée par l'épaisseur du sternum.

Nous ne décrirons pas le feuillet aponévrotique profond, car il ne semble pas avoir de rapport avec la question qui nous occupe.

Quant aux ganglions du cou, qui sont très nombreux, nous ne citerons que ceux qui nous intéressent directement, c'est-à-dire les ganglions sterno-mastoïdiens, carotidiens et péri-laryngés. Tous ces divers groupes, auxquels nous ajouterons le ganglion pré-laryngé décrit par M. Poirier, reçoivent les lymphatiques venant du pharynx, de l'œsophage, du larynx et de la trachée. Ils sont entourés d'une couche de tissu cellulaire très-lâche au niveau du larynx et de la trachée pour faciliter le glissement de ces organes. Entre l'aponévrose superficielle et la peau, de même qu'entre les deux aponévroses superficielle et moyenne, on trouve aussi une grande abondance de tissu cellulaire, plus dense, séparant les divers muscles de la région et doublant les aponévroses.

D'après cette disposition particulière des aponévroses et en raison de l'abondance des ganglions et du tissu cellulaire, nous pensons que l'agent infectieux de cette variété de phlegmon trouve au cou les conditions anatomiques requises pour la production d'une tuméfaction étalée, avec induration continue. Les aponévroses, participant à l'inflammation, deviennent rigides et brident les muscles dont elles limitent la distension par leurs adhérences. De plus, l'infection se faisant lentement et de proche en proche dans le tissu cellulaire, se trouve de plus en plus enserrée entre les plans aponévrotiques, et produit ainsi cette dureté si nette et si frappante. Mais pour que cette théorie soit possible, il faut d'abord admettre la nature spéciale de l'agent infectieux, sinon, nos considérations anatomiques sont en désaccord absolu avec tout ce que nous enseigne la clinique concernant les phlegmons et adéno-phlegmons ordinaires du cou. Dans ceux-ci, malgré la présence de plans aponévrotiques, la tuméfaction est bien différente de celle que nous avons décrite, et la fluctuation, presque toujours bien perceptible, se montre régulièrement.

Suivant les cas de phlegmon ligneux, c'est tantôt le tissu cellulaire, tantôt les ganglions qui sont plus particulièrement atteints. C'est pourquoi il nous est impossible d'établir, en règle générale, quels groupes ganglionnaires, quelles aponévroses sont, le plus souvent, intéressés. Toutes ces localisations dépendent de la marche du phlegmon et relèvent surtout du point d'origine de l'infection.

En ce qui concerne la nature du microbe particulier, nous allons exposer le résultat des recherches bactériologiques faites par M. le Dr Lesage.

Examen bactériologique

Cinq examens du contenu des petits abcès ont été pratiqués.

Dans 3 de ces examens, la quantité de liquide était minime (1 goutte de sang mélangé de filets grisâtres), à l'examen microscopique, on note outre les éléments du sang, quelques leucocytes granuleux.

Aucune forme microbienne, ni par coloration simple, ni par les méthodes de Gram, Ziehl, etc. Cette petite quantité de liquide a été mise en culture dans divers milieux (gelose, gélatine, bouillon).

Le résultat fut négatif.

La conclusion est que, dans les *petits* abcès des phlegmons ligneux, on ne trouve aucune forme microbienne. Peut-être l'insuccès des 3 examens tient-il à la rareté des formes bactériennes ?

En effet, 2 autres examens ont été pratiqués, mais la prise de liquide provenait d'abcès un peu plus volumineux et la quantité de liquide à examiner était plus forte. (3 cent. cubes de liquide purulent).

A l'examen microscopique, on trouve des leucocytes granuleux et quelques *rares* bacilles, courts, colorés facilement par le bleu de Loëffler ou le bleu de Roux, ces bacilles peu nombreux se colorent par la méthode de Gram, mais avec une certaine difficulté.

Dans un de ces deux examens, en outre de ces bacilles peu nombreux, on notait l'existence de microcoques colorés par la méthode de Gram.

Pour chacun de ces 2 examens, nous avons procédé de la façon suivante :

1° Culture sur les divers milieux, mais avec une très petite quantité de liquide (une petite goutelette à l'extrémité du fil de platine).

2° Culture avec une très grande quantité de liquide (2 cent. cubes).

Dans le premier cas, cultures négatives.

Dans le second cas, cultures positives.

La quantité de liquide mise en culture est donc très importante, probablement par suite de la petite quantité des microbes contenus dans ces abcès.

Dans un des deux examens, où l'examen microscopique avait noté seulement la présence de quelques bactéries, nous avons obtenu deux cultures (donc rareté des cultures) sur sérum et gélose, petites, grises, un peu saillantes, papuleuses, analogues en tous points aux cultures du bacille de Loëffler. L'étude de ces cultures montre que l'on est en présence d'une petite bactérie qui a tous les caractères de coloration, de culture de ce microbe. — Cette bactérie ressemble complètement à la forme courte de ce dernier microbe.

Nous avons repris ces deux premières cultures

dans divers milieux, mais au bout de la 3e reprise, la pousse ne s'est plus effectuée.

L'expérimentation, chez les animaux, a été négative. On serait donc en présence du bacille pseudo-diphtérique. Ou du moins tout est en faveur de cette opinion (caractères morphologiques, de cultures, etc.).

Dans le 2e examen, nous avons également retrouvé le même bacille et les mêmes cultures peu abondantes, mais en plus, on notait quelques cultures de staphylocoques. Dans ce dernier cas, on peut penser à une infection secondaire d'origine externe.

Traitement

Les incisions au bistouri ou au thermo-cautère faites par M. Reclus, dans ses premiers cas, ont donné d'excellents résultats. On pourra donc y avoir recours, mais nous recommanderions, comme le pense notre maître, qu'il est bon de dépasser les parois de l'abcès que l'on veut ouvrir, et de cautériser profondément dans l'épaisseur des tissus indurés.

En ce qui concerne notre dernier malade, nous nous contenterons de relater ce fait, qui demande d'autres contrôles. Il serait contraire à la logique, de tirer des conclusions d'une observation isolée, et d'induire du particulier au général. Cependant, nous nous permettons, en présence des modifications immédiates obtenues au moyen du sérum antidiphtérique, de signaler ce traitement à cause de son innocuité, car s'il n'est pas sûrement curatif, il est au moins sans inconvénients pour le malade, si l'on surveille attentivement l'état des reins.

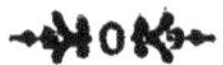

CONCLUSIONS

I. — Nous avons voulu établir qu'il existe, à la région cervicale antérieure une forme spéciale de phlegmon, distincte des phlegmons ordinaires de cette région.

II. — Cette variété est caractérisée par une induration ligneuse de la région intéressée, avec adhérences aux tissus environnants, à marche lente et torpide, évoluant vers la formation de petits abcès séparés et superficiels et se terminant par la guérison.

III. — Peut-être reconnaît-elle pour cause des micro-organismes d'une virulence très atténuée ainsi que semblent le prouver l'absence de douleur et le peu de phénomènes inflammatoires. L'examen bactériologique du pus ne peut pas être concluant au point de vue étiologique. Notre travail n'a donc d'autre prétention que de faire appel à d'autres observations et à de nouvelles recherches microscopiques.

IV. — Le traitement consistera surtout en incisions profondes au thermo-cautère. Nous n'osons pas recommander les injections du Dr Roux, qui, ont, cependant, produit une amélioration si nette chez notre malade. Ce fait réclame de nouvelles expérimentations.

Paris. — Imprimerie Henri JOUVE, 15, rue Racine.

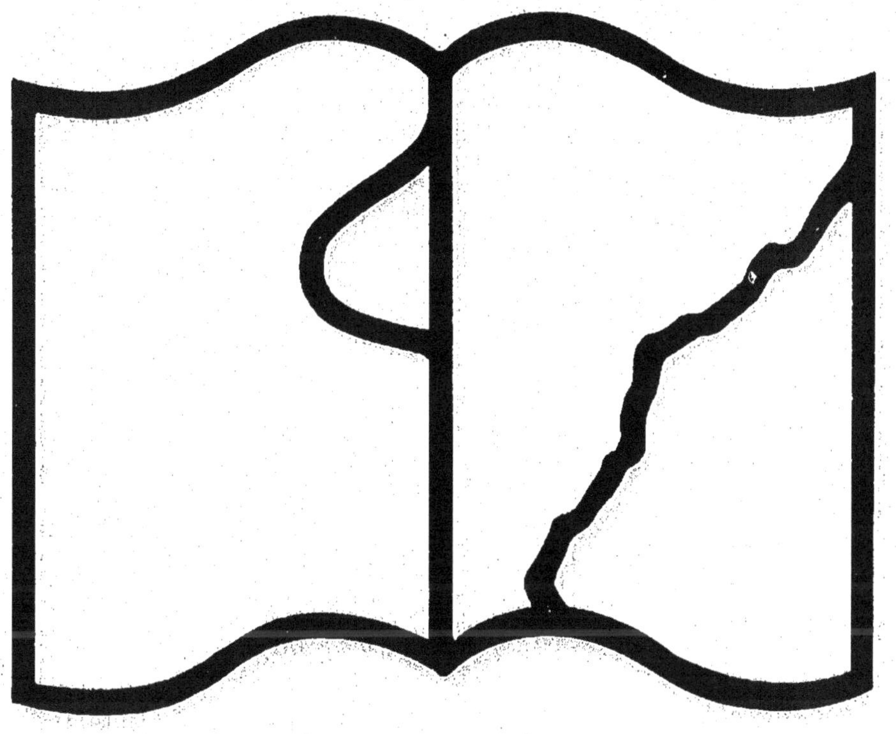

Texte détérioré — reliure défectueuse

NF Z 43-120-11

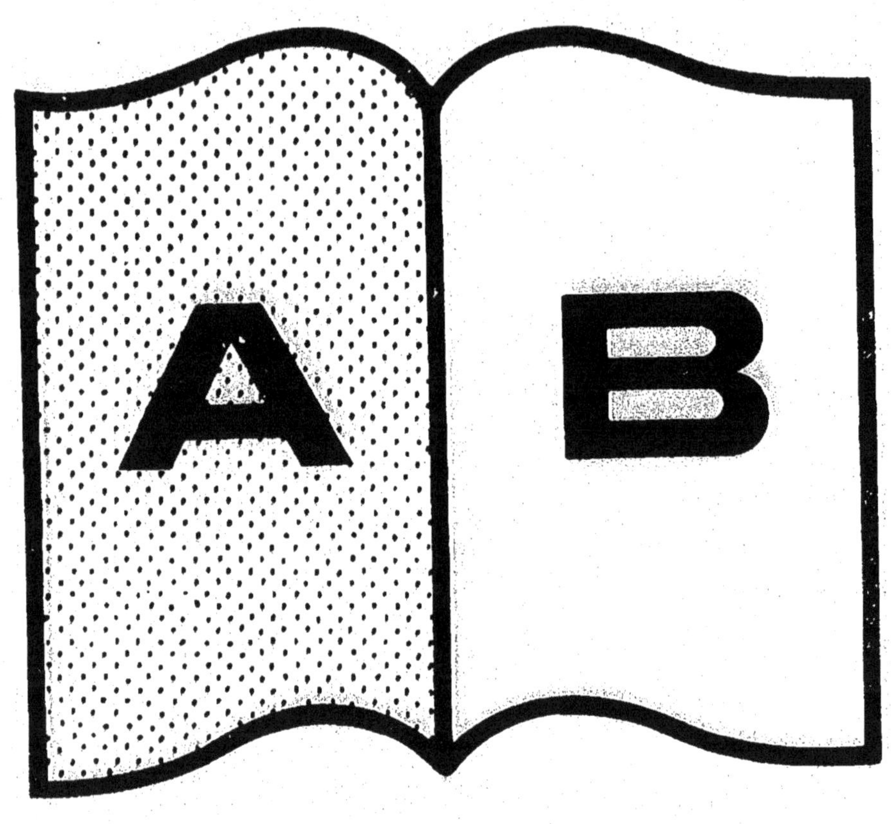

Contraste insuffisant

NF Z 43-120-14

9 782016 127988